# LÉGÈRES CONSIDÉRATIONS

## SUR LA PHARMACIE,

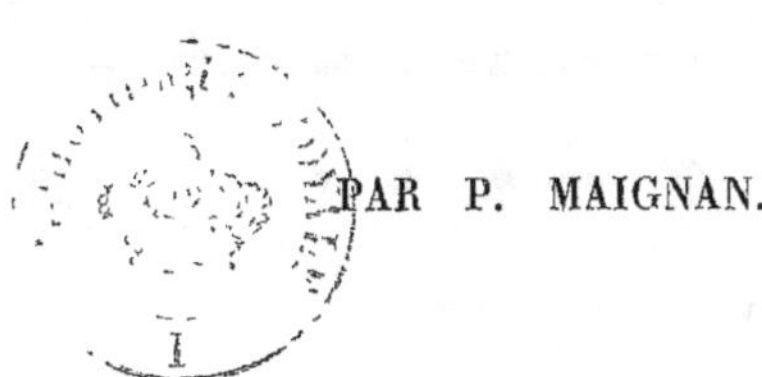

PAR P. MAIGNAN.

**1843.**

Etendre la science, servir l'humanité, honorer son
art, tel est le triple objet que doit incessamment
poursuivre le pharmacien qui comprend ses
devoirs.

1843

# CONSIDÉRATIONS

SUR

## L'IMPORTANCE DE LA PHARMACIE

ET SUR

LA PLACE QU'ELLE MÉRITE PARMI LES PROFESSIONS SCIENTIFIQUES ET LIBÉRALES,

PAR

## P. MAIGNAN,

*Pharmacien à Envermeu*

(SEINE-INFÉRIEURE).

Discant mortales meritum persolvere honorem
Doctrinæ, doctisque viris, qui tanta potenti
Arte creant.

    *(De Chimiâ pharmaceuticâ.)*

A DIEPPE,

*De l'Imprimerie d'Émile Delevoye,*

GRANDE-RUE, 108.

# A MES PARENTS,

GAGE D'AMOUR FILIAL;

## A MONSIEUR MORIN,

### PHARMACIEN,

**Professeur de Chimie pharmaceutique à l'Ecole de Rouen, Membre de l'Académie Royale de Médecine de Paris, Membre résidant de l'Académie Royale des Sciences, Belles-Lettres et Arts de Rouen.**

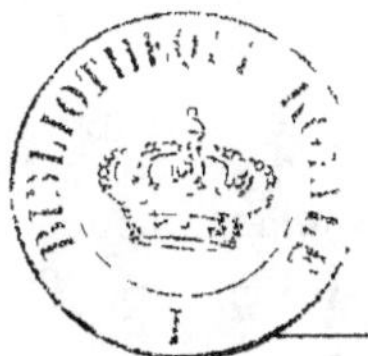


*Sic discipulus memorem præstat.*

## A Monsieur le Docteur Milhet

(DE SAINT-VAAST),

TÉMOIGNAGE DE MON RESPECT ET DE MON ESTIME.

# PROGRAMME

DES

## COURS

DE

**L'École spéciale de Pharmacie de Paris.**

---

| | |
|---|---|
| *Chimie inorganique,* | MM. BUSSY. |
| *Physique,* | SOUBEIRAN. |
| *Chimie organique,* | GAULTIER DE GLAUBRY. |
| *Pharmacie proprement dite,* | CHEVALIER. |
| *Minéralogie,* | PELLETIER. |
| *Toxicologie,* | CAVENTOU. |
| *Botanique rurale et descriptive,* | CLARION. |
| *Histoire naturelle,* | GUIBOURT. |

---

Dans l'isolement de la province, sans appui extérieur, il y a du courage pour un jeune pharmacien de s'aventurer à publier quelques mots sur la pharmacie, car sa position lui est faite si difficile aujourd'hui, que loin d'avoir un seul instant à consacrer aux choses de la science, il doit tout son temps, toutes ses peines, toutes ses pensées aux soucis les plus humbles de sa profession. En un mot, constamment sur la brèche, c'est *pro aris et focis*, qu'il doit nuit et jour veiller et combattre. Ce sera néanmoins, je crois, un peu mériter du monde médical que de se hasarder à publier ces laconiques considérations.

Depuis Aristote et Gallien qui furent les premiers hommes éminens qui cultivèrent avec éclat cette science, l'importance et l'utilité de la pharmacie a toujours été de mieux en mieux sentie et appréciée, puisque chaque siècle qui parut après ces deux hommes célèbres, l'on a vu constamment des savans illustres qui, sortis d'une modeste officine et ayant puisé dans l'art de préparer les médicamens le goût des hautes connaissances sur lesquelles ils se fondent, ont étendu chacune des branches des sciences physiques et naturelles, communiqué à de nombreux élèves, ou consigné dans d'importans ouvrages le fruit de leurs veilles et de leurs expériences ; qui ont créé pour ainsi dire la botanique, la matière médicale et la chimie ; aussi avec quel empressement le vrai pharmacien, qui sait tenir son rang dans la société, est-il consulté, je ne dis pas seulement pour la santé, mais pour toutes les opérations de la vie ordinaire qui paraissent contraires et nuisibles au bien-être de l'homme ; et presque toujours lui seul peut répandre de vraies lumières sur la salubrité publique en général.

C'est au reste la seule gloire que tout homme qui embrasse cette pénible carrière doit ambitionner, quand il veut être utile à ses semblables et par ses soins et par ses conseils.

Mais pour que le pharmacien puisse se montrer l'égal des hommes les plus distingués dans la société, par leurs lumières et leur habileté, examinons sommairement quelle est l'importance de son enseignement en lui-même et dans ses conséquences.

Appuyé sur les sciences les plus relevées et les plus abstraites, l'ensei
gnement de cette science est professé aujourd'hui comme toutes les hautes
études, dans des écoles spéciales et gratuites. De ces écoles sortent chaque
jour des hommes qui les rendent célèbres, en agrandissant le cercle des connaissances qu'ils y ont puisées, et en élevant ces connaissances à la hauteur
de toutes les autres branches de l'arbre encyclopédique des savans du pre-
mier ordre, ont toujours figuré et figurent encore parmi les professeurs de
ces écoles, la plupart d'entre eux font partie des plus illustres académies,
quelques-uns tiennent le sceptre des sciences qu'ils professent et en font re-
jaillir la gloire sur un art qu'ils honorent et dont ils se trouvent honorés.
Liée à l'art de guérir, qui ne saurait se passer de son concours et de ses
lumières, fondée sur les mêmes principes et dirigée vers le même but, la
pharmacie s'est toujours montrée digne de cette honorable confraternité.

Parmi les progrès récents dont l'art médical a droit de s'enorgueillir, les
pharmaciens peuvent hautement revendiquer leur part de gloire. Aussi les
voit-on figurer avec honneur dans toutes les académies et dans ce corps il-
lustre qui réunit les diverses branches de la médecine et toutes les célébrités
de cette vaste science.

Sous le rapport de l'économie politique, la pharmacie est représentée par
six mille établissemens répandus sur le sol de la France, et auxquels se
rattachent le commerce de la droguerie exotique et indigène, les raffineries
de sucre, les distilleries, les fabriques de produits chimiques, d'eaux miné-
rales, et une multitude d'industries secondaires qu'elle soutient et alimente.

On connaît les nombreux et importans services que lui doivent les arts,
depuis l'enfance même de cette science. Il est évident qu'une profession qui
repose sur l'étude de tous les corps de la nature, qui s'applique à les traiter
isolément ou combinés, sous tous les points de vue possibles, et qui fonde
ses recherches sur les données qu'elle emprunte à toutes les sciences,
devrait répandre d'immenses lumières sur l'industrie. Aussi, la pharmacie
a-t-elle donné naissance à tous les arts chimiques, fourni des matériaux, des
procédés, des ressources à tous les autres, au point qu'il n'en est peut-être
pas un seul qu'elle n'ait éclairé par ses principes, perfectionné par ses
applications, ou enrichi par ses découvertes.

Il en est une surtout qui brille par-dessus toutes les autres, et qui fera à jamais la gloire de la pharmacie, celle de la poudre à canon. Eh bien ! d'où est-elle sortie? du laboratoire du pharmacien ; et encore ces ressources inépuisables en salpêtre et en bronze qui, dans des temps difficiles, servirent à conquérir ou conserver notre indépendance? ce furent des pharmaciens qui les créèrent.

Partout, et dans tous les temps, les arts furent et seront toujours ennoblis par les glorieux travaux du pharmacien chimiste. On pourrait citer avec orgueil une foule de naturalistes voyageurs, de philantropes, d'agronomes, d'industriels célèbres qui, pour développer l'industrie et perfectionner les arts, furent les héros et les victimes de cette vaste science. Les fastes de cette honorable profession vous diront toujours que si la reconnaissance des peuples s'attachait à ce qui contribue d'une manière plus efficace à leur bien-être et à leur gloire, la pharmacie aurait droit à l'une des places les plus éminentes dans leur respect et leur estime.

Passons en revue maintenant les avantages réservés aux pharmaciens qui savent se rendre dignes de leur profession, autant par leurs lumières et leurs talens, que par leurs qualités personnelles.

Nous voyons également avec satisfaction que, depuis l'enfance de la pharmacie jusqu'à nos jours, celui qui, à une éducation soignée, aux goûts et aux manières qui distinguent les classes élevées de la société, a su joindre un mérite propre, fondé sur les connaissances de la pharmaceutique, ne manque jamais de jouir de la noble récompense de son mérite.

Mais n'allez pas croire que ces prérogatives soient le privilége exclusif de ceux qui sont dans une position exceptionnelle, au sein des grandes villes ; ceux que la Providence tient éloignés de ces grands foyers de la civilisation, de la science et de la fortune, n'en possèdent pas moins, quoique dans une sphère restreinte et dans des proportions moindres, les mêmes élémens de satisfaction et de bonheur ; seulement, les peines, les travaux se trouvent aussi réduits dans la même proportion, les jouissances de l'amour-propre sont peut-être les seules qui grandissent avec l'étendue du cercle dans lesquelles on les éprouve ; mais sont-elles donc les plus douces, les plus pures et les plus durables? Félicitons-nous, au contraire, de ce que notre profession, par le peu d'éclat qu'elle répand autour d'elle, nous soustrait naturellement à cette vaine recherche, et nous permet de tourner notre ambition vers un but plus utile et plus noble. Rendons cette justice aux pharmaciens, qu'ils n'ont jamais répudié cet heureux privilége des professions savantes, que partout ils se montrent avec ce caractère de réserve et de modestie, apanage honorable de ceux qu'animent le goût de l'étude et l'amour de la vérité. Vóyez le rôle que remplit le pharmacien, dans les plus petites populations, comme dans les plus grande cités ; partout, sa place est marquée dans les académies, les conseils municipaux, les dispensaires, les bureaux de bienfaisance, l'administration des hospices ; partout, c'est l'homme utile, éclairé, remarquable par son zèle désintéressé et par son dévoûment. Le voyageur, le savant ou le naturaliste qui visite pour la première fois des contrées éloignées et inconnues s'approche d'une bourgade, où trouvera-t-il des renseignemens sur les objets qui l'intéressent, au milieu du pays qu'il parcourt ? L'administrateur est quelquefois d'un abord difficile et froid, des soins divers retiennent ou préoccupent le médecin, l'homme de loi, le pasteur du lieu ; le pharmacien est toujours disponible, reconnaissant de l'estime qu'on lui témoigne en s'adressant à lui ; il indique avec empressement les objets remarquables, les ressources que présentent les localités, il vous aidera dans vos recherches, il vous accompagnera dans vos excursions, et flatté de se trouver en contact avec le mérite, la science ou la célébrité, il vous laissera convaincu que le goût d'apprendre, le désir d'être utile est, entre vous et lui, comme un lien de confraternité, un sentiment qu'il est heureux et fier de partager avec vous.

Voilà, selon moi, en somme, quels sont les droits de la pharmacie à la considération publique, la place éminente qu'elle mérite parmi les professions scientifiques et libérales, et les avantages signalés qui sont la récompense du pharmacien qui se rend digne d'elle par ses lumières et ses talens.

# TABLEAU ABRÉGÉ

## DES CÉLÉBRITÉS,

*Tant en Pharmacie qu'en Chimie, dans les Facultés des Sciences françaises.*

---

MM. Pelouze, Professeur à la Sorbonne.

Thenard (Baron), Pair de France.

Gay-Lussac, Pair de France.

Orfila, Doyen de la faculté de Paris.

Ballard, Professeur de l'école de Montpellier.

Dumas, Professeur à la Sorbonne.

Devergie, idem.

Magendie, à l'Université.

Soubeiran, Pharmacien en chef des Hôpitaux de Paris.

Guibourt, Professeur de l'école de Paris.

Caventou, idem.

Pelletier, idem.

Bussy, idem.

Gauthier de Glaubry, idem.

Clarion, idem.

Bouchardat, Pharmacien à Paris.

Foy, idem.

Girardin, Pharmacien, professeur à Rouen.

Morin, Pharmacien, idem.

Lassaigne, Chimiste.

Payen, Professeur au Conservatoire.

Raspail.

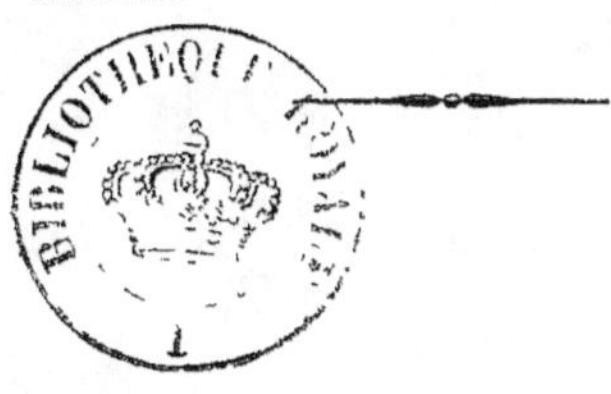